Les meilleures pratiques en hygiène et salubrité

Les meilleures pratiques en hygiène et salubrité

Par

Gaétan Lanthier

Remerciements : Alain Lamarche, Bruno Dubreuil, Louis-Gilles Lafond et Stéphane Lafond.
Crédit pour iconographie : Alex St-Gelais

Dépôt légal — Bibliothèque et Archives nationales du Québec, 2022.
Dépôt légal — Bibliothèque et Archives Canada, 2022.

ISBN 978-2-9817267-6-6

Table des matières

Introduction

38 ans de métier. Du couvent des sœurs de la congrégation Notre-Dame à Ste-Dorothée à la tête d'une aventure liant l'intelligence artificielle, le métavers et l'industrie de la Sanitation. Durant ces années, j'aurai fait visionner plusieurs millions de pages web, rédigé plus de 250 000 mots, parcouru des dizaines de milliers de kilomètres (au moins 2 fois le tour de la Terre), formé plusieurs milliers de personnes (j'ai gardé tous vos noms quelque part), produit plusieurs dizaines de formations en tout genre, publié 16 livres (dont celui-ci). Si je voulais laisser un héritage professionnel et que cela n'est pas suffisant, alors je ne sais plus !

Voilà pourquoi je regroupe dans ce livre un ensemble d'informations pour atteindre *les meilleures pratiques en hygiène et salubrité* (« lâcher un nom » ou « name-dropping » comme dirait ma fille).

Toutefois, je me suis permis d'aller au-delà du simple aspect technique du métier bien que j'ai gardé un chapitre comme tel à la fin. Je m'efforce de toucher l'aspect relationnel, car bien plus souvent qu'on ne se l'imagine, l'entretien sanitaire requiert un travail d'équipe, de coordination, de communication et de résolution de conflits !

Gaétan

Rôles et responsabilités

Face à la communauté

Dans toute entreprise, l'environnement du milieu, conjugué à une bonne qualité d'entretien sanitaire, sont des éléments essentiels afin de maintenir constant le professionnalisme qui doit s'y dégager.

Cet énoncé étant aussi un principe élémentaire relativement à la qualité de vie au travail, celui-ci fait donc également état de l'importance et de la responsabilité des gens œuvrant dans le milieu de l'entretien sanitaire.

> Ainsi, afin que l'intégration du préposé à l'entretien sanitaire puisse rencontrer ces éléments, il ou elle doit donc s'associer à des techniques de travail. De même, il (elle) doit aussi fouiller en profondeur la méthodologie associée à ces techniques et surtout de se maintenir au fait de l'évolution de ce métier.

Or, l'intuition à elle seule n'est plus suffisante si l'on veut vraiment offrir une performance professionnelle. La discipline personnelle, la maîtrise des connaissances et le goût du développement sont autant d'éléments majeurs servant à l'atteinte d'objectifs.

Donc, l'on comprend facilement que le métier de préposé à l'entretien sanitaire doit s'orienter vers les exigences de l'avenir et ainsi, permettre d'affirmer que : « Ce rôle en est un de responsabilité et d'éthique professionnelle ».

Le préposé à l'hygiène et salubrité se doit d'assurer et de maintenir une qualité de vie décente pour l'ensemble des individus composant un milieu donné, de répondre aux besoins élémentaires que nécessite la nature humaine par la salubrité des lieux, de minimiser les dangers de contamination par de bonnes techniques de travail, assurant ainsi un contrôle efficace de l'activité micro-organique, d'assurer la cueillette régulière des déchets et des rebuts qui permet d'atténuer les risques d'accidents et d'incendies et d'assurer une durée de vie maximale aux divers types de revêtements de surfaces et des ameublements du milieu.

Face à ses collègues

On retrouve dans toute organisation, un chef d'équipe, serait-il seul, qu'il devrait malgré tout prendre ce rôle pour lui-même.

Sous l'autorité du supérieur immédiat, le chef d'équipe, tout en travaillant lui-même, voit à l'entraînement et à l'accomplissement des activités de groupe des personnes salariées de sa catégorie au niveau de l'hygiène et salubrité, du contrôle de la prévention des infections et des matières dangereuses et résiduelles. Le chef d'équipe transmet les directives et les orientations de son supérieur immédiat. Il organise et distribue les tâches auprès des équipes de travail, s'assure du bon déroulement des travaux et voit au développement des techniques d'hygiène et salubrité.

Face aux individus

Dans son environnement de travail, le préposé fait face à une population vieillissante, à l'apparition de nouvelles maladies, à la pénurie de main-d'œuvre et aussi à différentes générations d'individus.

Par exemple les vétérans nés avant 1944 ne sont plus sur le marché du travail et préfèrent un milieu de travail stable et conservateur. Ils apprécient la constance, la logique et la discipline, respectent l'autorité et aiment l'information claire.

Ils aiment que l'on soit transparent, clair dans nos consignes et toujours respectueux.

Les boomers sont nés entre 1945 et 1960. Ils sont souvent dotés de bonnes aptitudes en relations humaines, attirés par le travail en équipe et rencontrent des difficultés avec l'autorité. Il est préférable de les aborder en reconnaissant leurs compétences, leurs connaissances souvent plutôt intellectuelles et d'admettre qu'ils se soucient de participer, d'apporter du cœur au travail, de trouver l'équilibre et la justice pour tous.

Les gens de la génération X nés entre 1961 et 1981 (la mienne en passant) font du plaisir au travail est une de leurs priorités. Ils ont besoin de rétroaction et de flexibilité. Ils n'aiment pas être sous surveillance attentive et prônent la collaboration et la technologie.

Lorsque l'on traiter avec des X, il faut savoir qu'ils n'ont pas peur des changements, qu'ils « travaillent pour vivre, ne vivent pas pour travailler ». Il faut aussi comprendre qu'ils aiment être récompensés pour leur performance et qu'ils préfèrent les réunions informelles aux réunions formelles des « boomers ».

Nous arrivons aux milléniaux nés entre 1982 et 1994. Ils favorisent le travail d'équipe. Ils sont intéressés à acquérir des compétences afin de bien performer et ils sont très informés (télévision, Internet, livres). On peut bien s'entendre avec eux si on admet d'office que la technologie est naturelle pour eux et qu'ils ont besoin de plus de structure et de supervision que la génération précédente. Aussi, ils accordent une grande importance à gagner de l'argent.

Vient ensuite la Génération Z, dont les individus sont nés entre 1995 et 2010. Ils n'ont jamais connu la vie sans connexion réseau et sont soudés à leur téléphone. Ils sont des dialogueurs, radicalement inclusifs, honnêtes et transparents. Ils sont éduqués, réalistes et pragmatiques. On les voit de plus en plus sur le marché du travail en 2022. On privilégie avant tout la communication, de leur offrir stabilité financière et de leur accorder une certaine autonomie. On leur donne des objectifs clairs et précis à court terme avec rétroactions fréquentes plutôt qu'une seule rencontre annuelle.

Finalement, les jeunes de la génération émergente nés après 2011 s'appelleront Alpha. Eux, ils savent déjà comment influencer les décisions d'achats des ménages. Ils seront façonnés par l'intelligence artificielle et élevés par les milléniaux. Ils seront tolérants et inclusifs. Comment devrons-nous interagir ? On verra bien !

Compétences et aptitudes

Parmi les multiples compétences et habiletés requises, nous allons aborder les suivantes : savoir, savoir-être et savoir-faire.

On s'attend d'un préposé qu'il possède un savoir général autrement dit des connaissances liées à l'organisation pour laquelle il travaille. Ces connaissances touchent notamment la prévention des infections, le SIMDUT, l'utilisation de logiciel des routes ou d'inspection, la gestion des matières résiduelles et déchets biomédicaux.

Également, le préposé doit bien connaître le milieu dans lequel il travaille. Des milieux scolaires, commerciaux ou hospitaliers de soins généraux ou de longue durée sont autant de clientèles différentes qui apporteront des défis différents avec lesquels le préposé devra inévitablement composer.

Dans ses fonctions, un préposé doit démontrer une certaine autonomie dans ses actions et de faire preuve de jugement et d'initiative. De plus, une bonne capacité d'adaptation face à des imprévus (il y en a toujours) le rendra plus efficace. Dans certains cas, le travail en équipe est essentiel à la réussite des opérations.

Il convient de démontrer une forme de leadership mobilisateur et du sens des responsabilités. Finalement, certains rôles requièrent la travailler sous pression en présence d'usagers ou avec des échéanciers comme l'ouverture d'un nouveau bâtiment ou d'un secteur rénové, le rentrée scolaire ou le début d'un événement.

Gardons en tête que l'orientation vers la clientèle signifie de toujours garder en tête que notre travail est avant tout destiné à rendre un environnement sain et propre à une clientèle donnée.

Pour atteindre l'efficience dans son travail, il est impératif d'ajour un sens aigu de l'organisation de son travail et de son horaire.

En combinant cela à un souci de la qualité du travail accompli et de l'importance de l'aspect sécurité propre à soi et d'autrui, ces éléments sont significatifs à la pleine réalisation de l'emploi et de ses résultats dans l'environnement.

Complémentarité avec la gestion

Le travail d'un préposé se doit d'être complémentaire à l'équipe de gestion du bâtiment. Après tout, c'est par la planification et les actions de cette équipe multidisciplinaire que les usagers pourront vivre dans un environnement propre et sain. Le préposé à l'hygiène et salubrité est un maillon essentiel de cette chaîne. La nécessité de développer trois qualités découle de ce fait.

Le préposé, en plus de contribuer de façon significative à appuyer et à soutenir l'équipe, contribue au développement stratégique du service tout en respectant les politiques et les valeurs de l'organisation,

Il doit être en mesure d'évaluer les situations, de coordonner les actions et même d'enseigner les compétences à ses pairs.

La communication avec l'équipe autant avec les gestionnaires que les membres des autres corps de métier sont de mise. Cela est souvent le reflet de l'implication du préposé qui fait preuve de leadership de compétences.

Le préposé reconnait d'office la nécessité du travail d'équipe. Il est donc sensible à la valeur ajoutée de chaque membre de l'équipe et stimule par l'exemple en affichant une attitude positive. Ces actions sont alignées sur les priorités et objectifs du service.

Techniques de communication et approches

Nous avons abordé au chapitre précédent le rôle et les responsabilités d'un préposé. Maintenant, nous allons traiter de plusieurs techniques de communication et d'approches pour faciliter le travail et l'harmonie.

7 façons d'être à l'écoute de vos clients

Ces 7 maximes peuvent être appliquées à presque toutes les situations où il y a des communications entre les individus.

1. Ne parlez pas plus de 50 % du temps
2. Soyez présent et concentré
3. Ne préparez pas votre prochaine question dans votre tête
4. Lorsque vous parlez, posez des questions pertinentes en lien avec la problématique exposée par votre client
5. Assurez-vous que vos solutions sont cohérentes avec les préoccupations et objectifs de votre client.
6. Ne faites pas peur ou ne pas forcer
7. Cherchez d'abord à comprendre, puis à être compris

Ne pas seulement leur livrer ce qu'ils demandent, mais livrer ce dont ils ont vraiment besoin.

Et n'oubliez jamais la règle d'or

Promettre moins et apporter plus ou simplement respecter votre promesse

7 avantages de l'implication du personnel

C'est un peu un secret de Polichinelle, mais l'implication du personnel au sein d'une équipe c'est la différence entre une équipe passable et une équipe performante. Plus les gens sont impliqués, meilleurs seront la coordination, la communication et les résultats. Voici les sept principaux avantages de cette implication :

1. Être à l'écoute des utilisateurs et de favoriser leur pleine autonomie ;
2. Établir des standards internes pour tout produit non couvert de façon satisfaisante par une norme. Ce type de standards devrait réellement refléter les besoins des utilisateurs ;
3. Réviser les produits en stock afin de s'assurer qu'ils correspondent toujours aux besoins des requérants ;
4. Préciser, conjointement avec les utilisateurs, les devis techniques des produits aux fins d'achat selon les standards de l'établissement ;
5. Former les intervenants quant aux contenus des normes et à leur utilisation ;
6. Valoriser les ressources internes en matière de produits et d'équipements.
7. Identifier les risques liés à la SST, au SIMDUT et à la qualité.

7 conseils en gestion du changement

Dans un monde où tout change à la vitesse grand V, ça peut devenir démotivant de devoir constamment s'adapter. Les gens aiment la routine avec un grand R. voici sept conseils pour aider vos gens à adhérer au changement avec un petit ou un grand C.

1. Favoriser la formation.

La formation est un élément clé dans le changement. Le plus tôt est le mieux.

2. Sélectionner les produits

En créant un comité de sélections des produits, le changement est non seulement mieux accepté, mais il est également généré par les individus eux-mêmes.

3. Utiliser les produits

Mesurer l'utilisation et la satisfaction lors de l'introduction d'un nouveau produit facilite et assure une transition toute en douceur.

4. Comprendre les enjeux de sécurité

La sécurité prioritaire en toute circonstance. Une analyse des risques et danger peut prévenir des incidents malheureux, mais surtout préparer le déploiement et l'acceptation.

5. Éviter les erreurs de manipulation

Bien utile d'un point de vue de la sécurité, une bonne utilisation d'un produit permet une performance optimale. Souvent, on change pour un nouveau produit sans démontrer les gains. Une utilisation adéquate permet d'éviter des pertes.

6. Créer un consensus sur les bonnes pratiques

La meilleure pratique retenue comble à la fois les requis règlementaires, la façon de faire des gens, les objectifs de performance de l'organisation.

7. Proposer proactivement des améliorations

Lorsque tous les acteurs concernés ont été impliqués à toutes les étapes d'un processus de changement, il arrive plus souvent et est en général que ceux-ci proposent eux-mêmes des améliorations.

7 cibles pour mieux gérer

Dépendamment de la taille de votre organisation, le niveau de complexité des outils à utiliser pour bien communiquer variera. L'objectif visé ici n'est pas de privilégier un outil ou un autre, mais bien de cibler 7 cibles à atteindre. Le choix des outils vous appartient.

1. Évaluation des besoins en ressources

En somme, il convient de faire une évaluation de la charge de travail pour chaque bâtiment. Cette évaluation doit tenir compte de la mission du bâtiment incluant le type d'occupants, l'horaire et le calendrier d'occupation, de la vocation et de la superficie de chaque espace à entretenir, du niveau de services attendu.

2. Élaboration des routes de travail

L'élaboration des routes de travail vient remplir 2 fonctions précises, soit la répartition équitable des charges entre les travailleurs et l'assurance de l'accomplissement entier du devis d'entretien.

3. Planification des travaux périodiques

La planification (calendrier) des travaux périodiques vient jouer un rôle majeur dans un type de travail, souvent négligé justement par manque de planification. De plus, l'exécution des travaux périodiques aux fréquences normales a pour effet de prolonger l'état des revêtements de sols et la durée de vie des infrastructures.

4. Mise en œuvre du plan d'inspection qualité

Un plan d'inspection qualité bien établie et mise en place vérifie d'une part que le devis est bel et bien exécuté, mais également que les résultats sont atteints. De plus, cela permet la mise en place d'un système d'actions correctives efficace.

5. Mise en place du comité de sélection des produits et des équipements

Après tout, les préposés utiliseront quotidiennement ces produits et ces équipements. C'est tout à fait normal qu'ils aient leur mot à dire. Cela dit, le respect des budgets et des indicateurs de performance demeure des critères importants dans ces choix. C'est pourquoi des grilles d'analyse objectives permettront une sélection éclairée parmi les fournisseurs.

6. Utilisation d'un cahier de consigne

Allant des systèmes informatisés sophistiqués (GMAO, Teams, au simple cahier *Canada*, un système de consigne de demandes des utilisateurs et des résultats qui suivent un processus décisionnel établi assure une bien meilleure communication et plus encore, la résolution des problèmes pendant qu'ils sont encore mineurs.

7. Implémentation d'une politique de remplacement

Il est bien difficile de s'imaginer une chaîne de montage où on enlèverait l'un des maillons sans le remplacer. Par exemple, on retire l'étape où les pentures de portes sont soudées au châssis d'un véhicule. C'est courir tout droit à la catastrophe ! Alors pourquoi en serait-il autrement pour l'entretien sanitaire ?

Il est donc essentiel de prévoir un mécanisme de remplacement en cas d'absence et ce même à court terme.

7 aspects à couvrir dans un plan de formation

Cessez d'improviser et dotez-vous d'un plan de formation robuste. Pensez à long terme. La formation continue de vos employés est l'une des clés pour assurer la rétention de vos meilleurs éléments.

On m'a déjà demandé : « Pourquoi former les employés puisqu'ils vont nous quitter ». J'ai répondu : « Imaginez si on ne les forme pas et qu'ils restent ! ».

D'autres exemples de bonnes raisons pour faire de la formation : source de motivation, vecteur d'amélioration des relations, niveau de bonheur au summum, accroissement de votre compétitivité, obligations règlementaires, productivité et efficacité accrue et plus encore. Voici 7 aspects à couvrir dans un plan de formation.

1. Techniques de travail par tâche

Faire l'inventaire des techniques utilisées et préparer un plan de formation pour chacune. Par exemple le balayage de sols et escaliers, le lavage des sols, le polissage, le récurage humide, le décapage, l'application de fini à plancher, le nettoyage des surfaces vitrées, etc.

2. Techniques de travail par lieu

Il est aussi possible de préparer les plans de formation par vocation. Par exemple l'entretien quotidien ou hebdomadaire d'une chambre, l'entretien quotidien d'une cafétéria, l'entretien quotidien d'une salle de toilette, etc.

3. Produits

Un plan de formation complet sur les produits devrait couvrir l'utilisation de chaque produit, le SIMDUT, la dilution, la chimie de base des nettoyants, etc.

4. Équipements

Pour les équipements, il est crucial d'inclure l'entretien préventif à l'utilisation des équipements mécanisés. Rien de mieux que la pratique quand c'est possible. Exemple d'équipements : décapeuse, polisseuse, autolaveuses, nettoyeur à pression, nettoyeur à vapeur, aspirateur sec/humide/dorsal, etc.

On peut aussi inclure des notions générales tels les tapis d'entrée (fonction et entretien), le chariot d'entretien (standardisation), la remise d'entretien sanitaire fonctionnelle, etc.

5. Santé et sécurité

La santé et sécurité au travail est une obligation légale de l'employeur, mais l'employé aussi, par ses actions, est tenu d'assurer sa sécurité et celle des autres. Voici des exemples qui peuvent être inclus dans votre programme de formation : espaces de rangement et faux espaces de rangement, SIMDUT, Protection individuelle, risque infectieux (SRAS-CoV-2, Ebola, etc.), amiante, état des équipements, protection des patients et de la clientèle, etc.

6. Organisation du travail

Trop souvent, les individus sont laissés à eux-mêmes sans qu'on ait prit le temps de valider leur organisation de travail. C'est super important de travailler de manière organisée. Ainsi, ça permet de compléter le cahier de charge et d'effectuer toutes les tâches inscrites au devis d'entretien dans les temps. Et si on n'y arrive pas ? C'est parfois un mélange d'organisation du travail, de répartition des tâches, de l'évaluation de la charge et du bon choix du niveau de services requis.

Une formation sur l'organisation du travail sert surtout à établir de manière claire les attentes et les mécanismes pour remédier aux écarts potentiels ou réels surtout lorsqu'ils sont récurrents.

7. Formation continue

Finalement, il ne faut pas croire qu'un nouvel employé, à qui l'on aura donné une orientation pendant 2 jours à l'embauche, est en pleine possession de ses moyens ! Le processus doit s'échelonner sur plusieurs mois et des rappels de formation à intervalle régulier assurent un maintien et une mise à jour des connaissances. Cela est plus qu'un atout, c'est un gage de succès pour votre organisation et votre équipe.

Gestion des priorités et des risques

Pour bien accomplir les tâches demandées et atteindre les résultats attendus, un préposé doit agir en tout temps selon les priorités et les risques associés. Cette gestion se fait en collaboration étroite et continue avec les usagers.

Coordination des interventions

Il existe plusieurs activités parallèles au nettoyage qui se doivent d'être considérées. En tout cas, ces activités sont aux moins aussi importantes. Ce qu'il faut, c'est d'assurer que tout cela se fasse de manière coordonnée par les divers intervenants.

Parmi ces activités, on compte notamment le lavage des mains, le port d'équipements de protection individuelle, la formation, les audits et la validation des processus.

En général, les 3 facteurs clés considérés sont les types de lieux classés par niveaux de risque, les tâches à effectuer et la fréquence d'entretien.

Travail des préposés

Comme pour tout travailleur, la motivation d'un préposé à l'entretien est une prérogative à un rendement supérieur. L'adéquation de la gamme de produits et d'équipements, la reconnaissance, la valorisation et la recherche de la performance sont autant d'aspects à développer dans cette optique.

Optimisation du travail

Une route de travail est performante lorsque la plupart des éléments suivants sont regroupés.

1. Développer le travail à l'espace

En général, pour sauver du temps de déplacement, il convient de faire l'ensemble des tâches dans une pièce à la fois plutôt que de faire des « tournées ».

2. Améliorer l'ergonomie

Une meilleure ergonomie permet la réduction de la fatigue et des blessures. Un tapis anti-fatigue, une bonne posture, des équipements adaptés, etc.

3. Investir dans des produits nettoyants efficaces

Un produit qui travaille mieux permet de réduire le temps et l'effort nécessaire pour effectuer un bon nettoyage de qualité.

4. Investir dans de l'équipement de qualité

Un équipement de qualité, si bien entretenu, aura une durée de vie supérieure et une performance accrue par rapport à un équipement de piètre qualité.

5. Établir une bonne séquence de locaux

Encore une fois, la séquence de locaux optimale permet de réduire les déplacements.

6. Établir une bonne séquence de tâches dans un local

En normalisant la séquence des tâches dans un local, par type de local, les résultats sont en général meilleurs puisqu'aucune tâche n'est oubliée.

7. Assurer de bien identifier la vocation de chaque local

La vocation d'un local a un impact sur les fréquences d'entretien et le rendement de production. Si les locaux sont mal identifiés, l'évaluation de la route de travail sera tout aussi erronée en rendant difficile sa pleine réalisation.

8. Évaluer le bon niveau de risque infectieux

Comme pour la vocation, le risque infectieux d'un local a un impact sur les fréquences d'entretien et le rendement de production. Plus encore, une mauvaise identification du risque infectieux entraîne une augmentation du risque d'incident avec le travailleur.

9. Tenir compte de la saison

Finalement, ce recueil étant rédigé au Québec, chaque saison apporte son lot de défis, notamment l'hiver et la neige.

Prévention et contrôle des infections

Lorsqu'on pense prévention et contrôle des infections, on pense souvent hôpital ou centre de soins de santé. Toutefois, depuis toujours, chaque lieu représente un risque et la prévention et le contrôle des infections, même s'ils peuvent être traités différemment, ne doivent pas être ignorés. La récente pandémie a d'ailleurs propulsé ce concept à l'avant de manière, disons-le, assez brutale.

On identifie 3 facteurs clés à tenir compte quand vient le temps d'évaluer le risque infectieux :

1. L'usager
2. Les activités fonctionnelles
3. L'intensité

Ainsi, dans un centre de soins de santé de longue durée, un usager est souvent plus âgé et plus vulnérable comparativement à une école secondaire où les espaces sont en général plus dégagés. On qualifie souvent à la blague un centre de la petite enfance de nid à bactéries, à cause de la grande promiscuité des enfants, alors que dans les faits, c'est également une façon de renforcer le système immunitaire des jeunes. Toutefois, certains microorganismes comme la gastro ou d'autres maladies demeurent indésirables.

Pour ce qui est des activités fonctionnelles, le risque infectieux est différent dans un bureau administratif, d'une chambre de patient, d'une salle de classe, d'une salle de toilettes publiques et d'une salle à manger.

Finalement, l'intensité est associée à la fois à l'achalandage et au potentiel de présence de microorganisme. Par exemple, on peut voir la différence d'achalandage entre une toilette publique d'urgence vs une toilette publique d'une clinique privée située au 6ᵉ étage. Ou bien, la différence entre une souillure de fluides corporelle au sol et sur du mobilier et une souillure alimentaire sur une table de cafétéria.

Sécurité au travail

Il est essentiel de maintenir un environnement de travail sécuritaire. Non seulement la loi l'exige, mais bien plus importante, votre santé. Bien que chaque lieu et chaque situation nécessite une évaluation individuelle, j'énonce ici 7 façons générales de rendre l'entretien plus sécuritaire :

1. Revoir périodiquement les méthodes de travail
2. Identifier et évaluer les situations à risque
3. Déterminer les tâches qui requièrent des équipements de protection individuelle
4. Porter des souliers antidérapants lors des opérations de décapage et de pose de fini à plancher
5. Installer des panneaux de sécurité « plancher mouillé » lors du lavage des planchers
6. Inspecter régulièrement l'intégrité des fils électriques de vos équipements
7. Considérer la présence de tout fluide corporel ou sanguin comme un danger biologique réel.

Répartition du temps

Saviez-vous qu'en moyenne, un préposé à l'entretien ne consacre que 70 % de son temps à l'activité de nettoyage ? C'est en raison de la nature même des activités qu'il effectue que sa productivité se trouve limitée. Les déplacements sont sans doute la plus grande cause de non-productivité. Dès lors, il est important de bien établir des routes de travail qui couvrent des zones bien définies et les plus circonscrites possibles.

Équilibre des charges de travail

Combien de fois nous entendons Pierre dire que Jean a une route facile alors que Jacques a de la broue dans le toupet ! La charge de travail en tenant compte de son niveau de difficulté doit avoir été une condition préalable à la mise en œuvre d'un programme d'entretien équitable. Voici plusieurs critères qui peuvent servir à préparer des circuits de travail équilibrés :

1. Assignation des tâches du devis d'entretien pour tous les locaux
2. Séquence des espaces
3. Services d'appoint ou pluriquotidiens
4. Achalandage en périodes de pointe
5. Gestion préventive du risque
6. Désinfections aux départs
7. Travaux périodiques

Comment optimiser le travail

Vous pouvez optimiser votre travail en faisant une répartition des secteurs physiques en fonction de la charge et non du simple mètre carré, en choisissant un cadre horaire optimal. Par exemple jour-soir-nuit, la présence d'encadrement, de ressources, la présence des usagers (milieux de vie) et en favorisant le travail à l'espace qui occasionne une réduction des dérangements et une réduction des pas.

Zones de risques

Voici un tableau non exhaustif qui classe différents types de lieux selon leur niveau de risque. Adaptez son contenu à votre situation.

Zone1 risque faible	Zone 2 risque moyen	Zone 3 risque élevé	Zone 4 risque très élevé
• Hall	• Toilettes publiques	• Urgences	• Bloc opératoire
• Entrée	• Cliniques externes	• Salles d'examen	• Hémodynamie
• Corridor public	• Laboratoires	• Pédiatrie	• Greffes
• Services administratifs	• Buanderie	• Unités de soins	• Brûlés
• Services techniques	• Cuisine	• Obstétrique	• Néonatalogie
• Cafétéria	• Bureau de santé	• Soins critiques	• Hémodialyse
• Salle de formation	• Consultation externe	• Chirurgie	• Stérilisation
• Salle de repos	• Pharmacie	• Cardiologie	• Endoscopie
• Entrepôt	• Ascenseurs		• Oncologie
• Salle d'attente	• Radiologie		• Angiographie
• Gymnase	• Biologie médicale		
• Salle de jeu			
• Piscine			

Gestion de la qualité et environnement

Avec la pénurie de main-d'œuvre que nous connaissons et l'impact de plus en plus grand des changements climatiques, un service d'entretien doit se doter d'un programme de gestion de la qualité et de l'environnement (un plan vert).

Concepts de la qualité

Voyons comment la qualité a évolué ces dernières décennies.

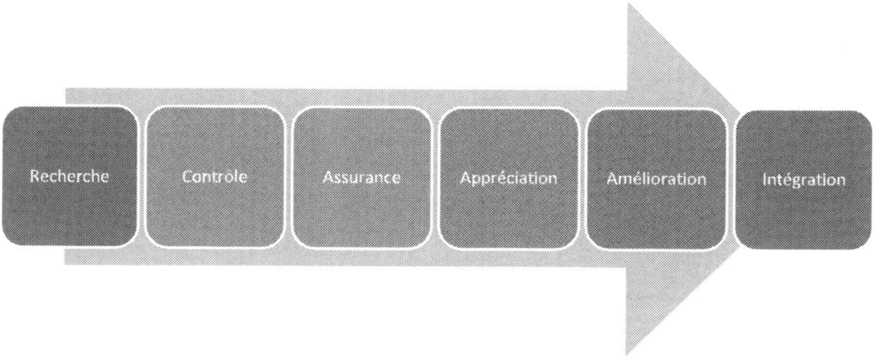

La recherche de la qualité est arrivée au début puisqu'on se rendait compte qu'on devait reprendre le travail une fois terminé. On trouvait ça bête de recommencer. On a donc cherché à comprendre pourquoi il y avait des erreurs.

Ensuite est venu le contrôle de la qualité. En somme, on se disait qu'en vérifiant la qualité à la fin du processus, on évitait une livraison de produits ou de services non conformes.

Mais ce n'était pas suffisant. Il a fallu passer à l'assurance-qualité et vérifier qu'en produisant un produit ou un service, on était capable de le faire de manière égale, tout le temps. C'était l'époque des ISO 9001.

Finalement, l'appréciation, l'amélioration et l'intégration de la qualité sont des concepts qui sont venus renforcer cette culture et livrer cela à toutes les étapes, par tous les intervenants.

On fait souvent référence à la roue de la qualité ou roue de Deming pour expliquer de façon très simple comment la qualité peut être améliorée, constamment.

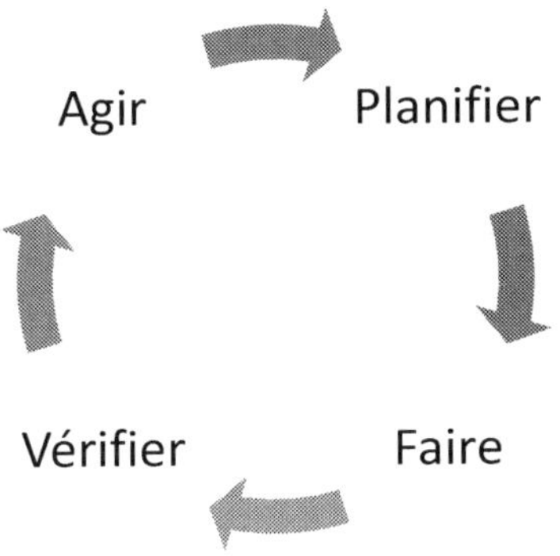

Audits qualité

Un audit de la qualité peut se faire au niveau stratégique ou opérationnel.

Les audits de structures sont hautement stratégiques alors que les audits de résultats sont plutôt opérationnels. Les audits de procédures se situent entre les deux.

Ce tableau énonce les divers types d'audit qui peuvent être réalisés pour atteindre vos objectifs qualité.

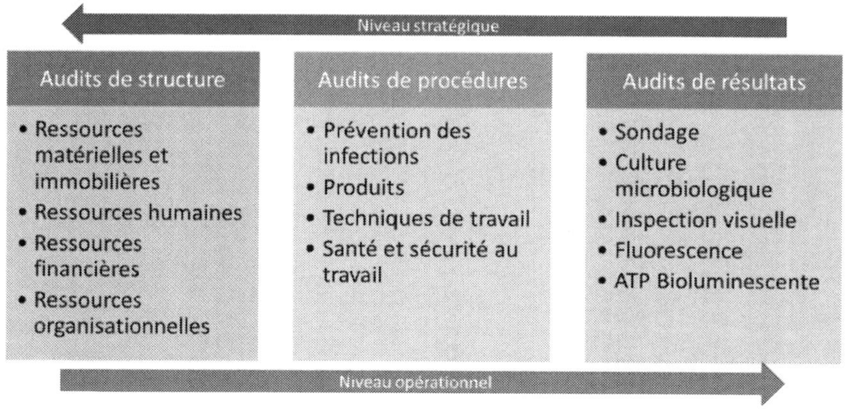

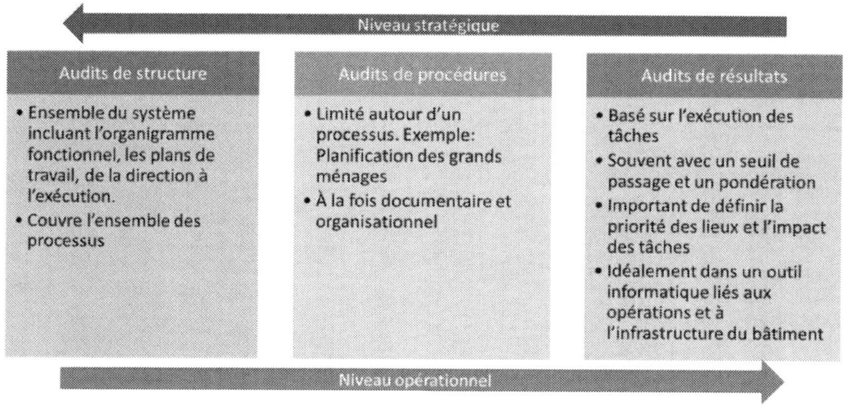

Plan vert

Pas besoin de se rendre malade pour être « vert ». Des actions simples comme d'opter pour des produits écoresponsables offrent des bienfaits pour l'environnement, la santé des employés, la baisse d'absentéisme et la baisse d'accidents. Dans votre démarche, assurez-vous d'inclure :

- L'état de votre situation

- L'implication et participation de tous les intervenants
- Les produits nettoyants
- La gestion des matières résiduelles
- Le programme d'entretien des sols
- Les produits de papier
- Le parc d'équipements
- Le manuel de procédures et techniques de travail
- Le programme de formation continue

Votre plan vert devrait être constitué des composantes suivantes :

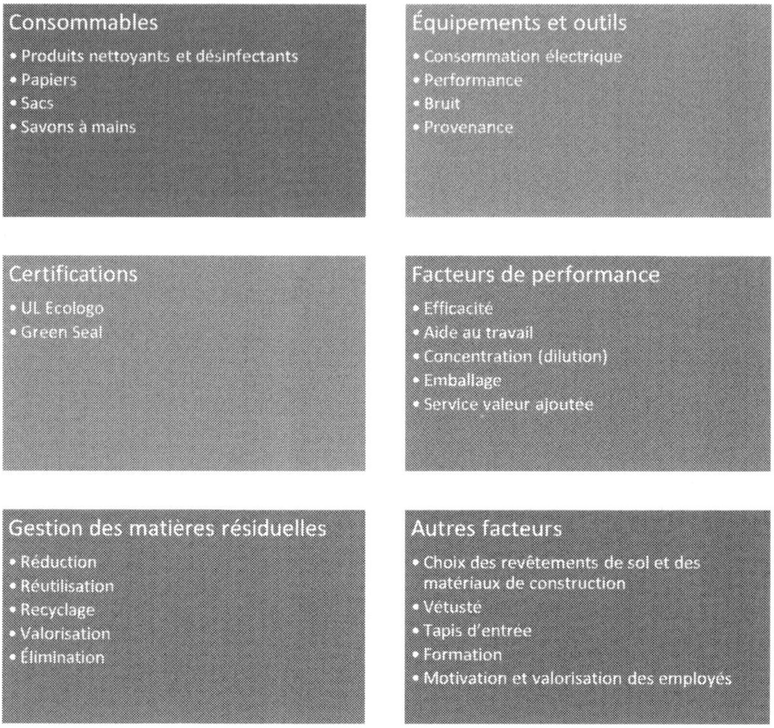

3RV-E

À titre de rappel, j'inclus ce tableau sur la notion de base des 3RV-E. Toujours pratique !

Réduction	Reemploi	Recyclage	Valorisation	Elimination
• Principe fondamental de gestion pour diminuer la quantité de biens consommés, ce qui diminue la quantité de ressources naturelles consommées.	• Donner une deuxième vie aux objets et d'utiliser ce que les autres n'ont pas plus besoin.	• Transformer une matière résiduelle dans une matière première pour la fabrication d'un nouveau produit.	• Donner une deuxième vie aux produits, mais de différente façon, généralement cela se fait par la voie biologique, par exemple le compost ou par voie énergétique comme les biocarburants.	• Lorsque tous les efforts ont été mis dans les 3RV et que l'on doive disposer des déchets.

Concepts techniques

J'ai écrit dans l'introduction que je n'entrerais pas trop dans le volet technique. Mais je voulais aborder quelques concepts techniques essentiels. La base de la base quoi.

Cercle de Sinner

Le cercle de Sinner c'est une représentation des quatre composantes de bases qui constituent le nettoyage. En général, si on augmente la part d'une composante, les autres peuvent diminuer.

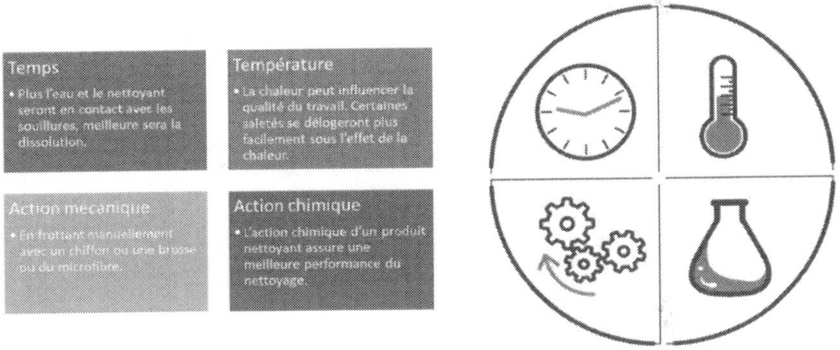

Température

La chaleur peut influencer la qualité du travail. Certaines saletés se délogeront plus facilement sous l'effet de la chaleur. On n'a qu'à penser au lavage de la lessive.

La chaleur aura toutefois des limites (risque de brûlures, dommage sur les surfaces, génération de vapeur forte des solutions nettoyantes).

Avec l'équipement approprié, on peut même effectuer du nettoyage avec de la vapeur !

Temps

On ne le dira jamais assez, LAISSEZ AGIR LA SOLUTION NETTOYANTE ! Plus l'eau et le nettoyant seront en contact avec les souillures, meilleure sera la dissolution. En exemple, nos parents savaient depuis longtemps qu'en laissant tremper un chaudron bien collé toute la nuit, le nettoyage était grandement facilité le lendemain !

Le temps aussi a ses limites, selon la nature de la tâche et de la tache, après quelques minutes ou quelques heures, les impacts seront diminués.

Travail

Le travail, l'action mécanique, le frottement, le jus de coude quoi ! Voilà ce que ça prend. Donc de frotter manuellement avec un chiffon ou une brosse, cela aide. En frottant avec une machine rotative pour plancher en utilisant un tampon de sol, cela aide également.

Parmi les limites du travail, il y a le maximum d'effort physique, le risque de dommage aux surfaces.

Chimique

L'action chimique d'un produit d'entretien sanitaire assure une meilleure performance du nettoyage. Un nettoyant-dégraissant sera plus puissant qu'un nettoyant tout usage neutre. Certains types de saletés comme les résidus de savons seront facilement délogés par des produits acides. Les désinfectants de surfaces dures quant à eux auront pour fonction spécifique de tuer les microorganismes.

Parmi les limites des produits chimiques, il y a les risques associés à la manipulation c'est pourquoi les équipements de protection individuelle peuvent être requis. Il y a aussi le bon choix selon la nature des saletés.

L'astuce : c'est un équilibre entre les 4 facteurs

Donc l'astuce, c'est qu'en augmentant un facteur, on peut réduire les autres. Par exemple : en utilisant un chiffon microfibre plutôt qu'un linge ordinaire, on augmente l'action mécanique (plus rugueux), on peut réduire le temps. En augmentant la température de l'eau (attention, pas trop !), on pourra réduire le travail ou l'action mécanique ou encore peut-être la puissance du chimique. En augmentant le temps de contact de la solution nettoyante, on pourra réduire le travail ou l'action mécanique.

Pouvoir mouillant

Le pouvoir mouillant est déterminé par la tension de surface d'une solution. Prenons de l'eau. En déposant de l'eau sur une surface dure, les molécules d'eau ayant une tension de surface élevée vont avoir tendance à se tenir ensemble et former des petites flaques (comme sur la première image). C'est pour cela par exemple qu'on peut remplir un verre d'eau et voir l'eau qui dépasse le haut du verre.

En ajoutant des détergents à l'eau, cela a pour effet de réduire la tension de surface et la solution cherchera à s'étendre (comme sur la deuxième image). Imaginez de faire une désinfection, pour être efficace, la surface doit être mouillée à 100 %. Les produits nettoyants sont formulés avec cette intention de réduire la tension de surface.

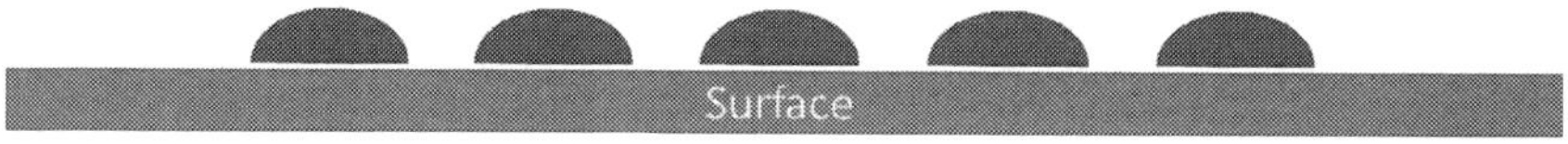

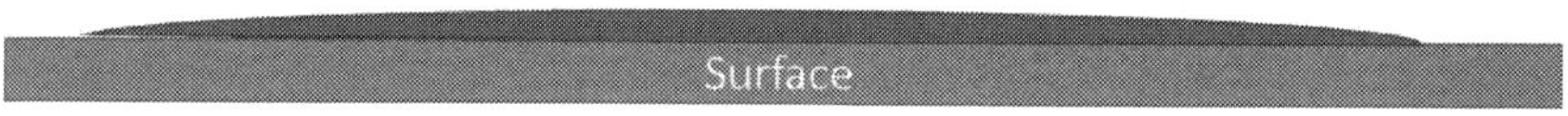

Micelles

Augmenter la mouillabilité n'est pas la seule raison pour laquelle on prépare des produits nettoyants. En fait, il faut aussi savoir qu'une molécule de détergent et bien souvent composé d'une partie hydrophile (qui aime l'eau) et d'une partie hydrophobe (qui repousse d'eau). Ainsi, les molécules de détergent auront tendance à former une micelle (comme une boule) et d'emprisonner une molécule huileuse au centre. Ces micelles à l'extérieur aimant l'eau resteront en suspension dans l'eau (rendant souvent l'eau trouble, blanche) et faciliteront l'enlèvement des saletés graisseuses.

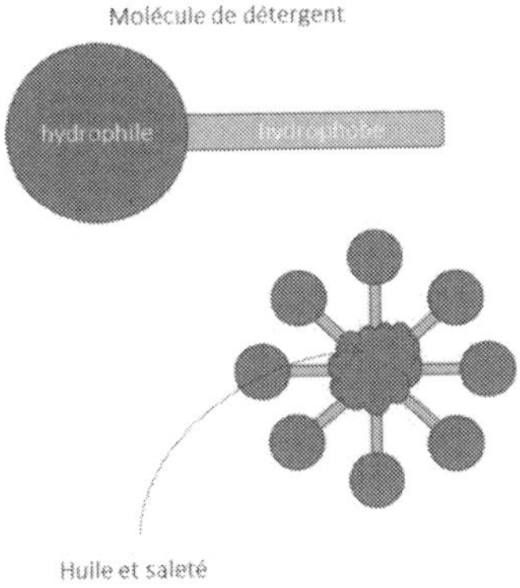

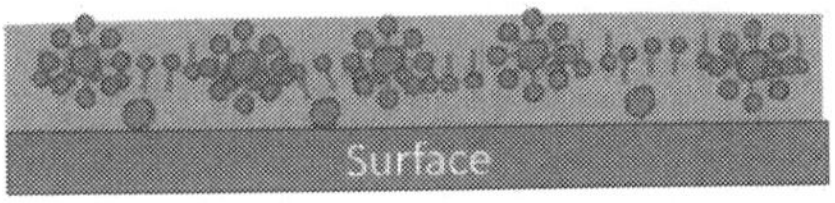

Échelle de pH

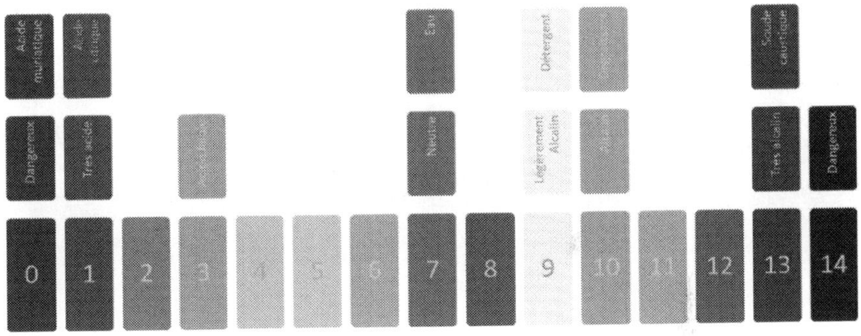

Bien connaître l'échelle de pH peut devenir en excellent allié en matière de nettoyage, d'hygiène et de salubrité. Voyons comment et pourquoi.

Le pH, c'est le potentiel d'hydrogène, ou une mesure d'acidité ou d'alcalinité d'un produit, lorsque dilué dans l'eau.

L'échelle est divisée en 14 unités : 0 étant l'unité la plus acide et 14 la plus alcaline (ou basique), tandis que 7 est l'unité neutre, soit celle de l'eau pure.

L'échelle est logarithmique ! Ce qui veut dire que chaque unité est 10 fois plus acide ou alcaline que sa voisine. Par exemple, un pH de 8 est 10X plus alcalin qu'un pH de 7, alors qu'un pH de 2 est 100 fois plus acide qu'un pH de 4.

Un pH plus élevé ne veut pas nécessairement dire une force de nettoyage accrue. Chaque formule de produits nettoyants a été conçue pour exercer une efficacité maximale à un pH spécifique.

Les graisses sont généralement acides tandis que les dépôts minéraux sont généralement alcalins. La bonne combinaison de saleté, surface et nettoyant vous permettra de nettoyer au mieux. Choisir un produit de nettoyage au bon pH vous permettra de nettoyer efficacement, en moins de temps et d'énergie possible.

On peut savoir si un produit est acide, neutre ou alcalin en utilisant le papier tournesol, disponible en bandelettes prêtes à l'emploi ou en consulter la fiche de données de sécurité du nettoyant.

On choisit un nettoyant de type acide ou alcalin en commençant par répondre à ses 2 questions :

- Quel type de surface devez-vous nettoyer ?
- Quels types de saletés voulez-vous éliminer ?

Ensuite, la règle générale est simple : à une saleté légère, on préfère un nettoyant neutre, à une saleté graisseuse, un nettoyant alcalin et à une saleté de type métallique, un nettoyant acide.

Utilisez un nettoyant alcalin pour nettoyer planchers graisseux, murs sales, salissures protéinées (vomi, sang, selles), huile de moteur, carburant ou huile minérale, huile de cuisson, hottes de ventilation, fours, cuisines et surfaces de coupe.

Utilisez un nettoyant acide pour nettoyer taches d'eau dure, résidus de savons, rouille (écaille, dépôt ou tache), tarte et calcaire, sels de route, céramique, lave-vaisselle, urinoirs, toilettes, salles de bains, éviers et lavabos, douches

Si on pense au pH d'un savon pour les mains. Comme un savon à mains est en contact avec notre peau (habituellement pas le cas avec des produits nettoyants, car on porte des gants comme équipement de protection), il est préférable de choisir un savon à mains dont le pH près de celui de la peau (env. 4.5-5.5) et surtout de bien rincer.

Les décapants à plancher sont alcalins et sont conçus pour retirer les couches de finis à planchers. Il est primordial de neutraliser les surfaces avec du vinaigre (acide) après les avoir décapées sinon, le produit pourrait continuer de réagir et en plus, la nouvelle cire appliquée ensuite, sensible aux produits alcalins, pourrait mal niveler ou coller inadéquatement au plancher.

Biofilms

Avez-vous déjà remarqué ce dépôt rosé se faisant dans les douches, les toilettes et les lavabos des salles de bains ou même ailleurs ? Saviez-vous qu'il s'agit d'une colonie bactérienne représentant une forte concentration de la bactérie rouge *Serratia marcescens* ?

Tout comme les bactéries qui les forment, les biofilms sont partout ! Dans les éviers, les drains, les tuyaux, le réservoir de la cuvette, les fontaines intérieures et extérieures et même dans votre bouche. Effectivement, la plaque dentaire est un biofilm que l'on élimine en se brossant les dents.

Les biofilms retrouvés sur les surfaces sont souvent issus d'une colonie complexe de microorganismes produisant des polymères leur permettant de mieux adhérer à la surface et faciliter la vie en colonie. Bref, un biofilm c'est comme une ville pour les microbes. L'être humain a appris à apprivoiser ces biofilms et peut s'en servir pour traiter les eaux usées ou produire certaines molécules telles que des plastiques naturels. Toutefois, la présence des biofilms non désirés pourrait être nuisible et peut mener à des infections. Une étude scientifique a révélé la présence de biofilms sur la majorité des surfaces dans un hôpital que l'on croyait propre !

Si le biofilm n'est pas éliminé dès les premiers stages, des conséquences désagréables risquent de se produire, notamment :

Les biofilms peuvent tacher et même dégrader des surfaces telles que des joints de silicone, des tuiles de céramique et différents plastiques et permettre la corrosion des métaux.

La présence de biofilms facilite la propagation et la création d'un nouveau biofilm.

Plus le biofilm peut se développer, plus il sera difficile à éliminer.

Les bactéries présentes dans un biofilm peuvent être jusqu'à 1 000 x plus résistantes aux produits désinfectants.

La bonne stratégie est donc de s'attaquer rapidement aux biofilms. Un nettoyage régulier avec un bon produit va donc empêcher la contamination avec un biofilm.

Une action mécanique abrasive, par exemple en utilisant une brosse ou un tampon en nylon, facilite l'élimination du biofilm. Un désinfectant peut être utilisé pour éliminer toutes les bactéries résiduelles sur la surface.

Désinfections

On confond souvent la désinfection avec d'autres termes. Ce diagramme explique la différence entre ces termes. Toutefois, retenons que le nettoyage peut réduire la charge bactérienne par une action mécanique alors que l'assainissement, la désinfection et la stérilisation éliminent en détruisant les microbes.

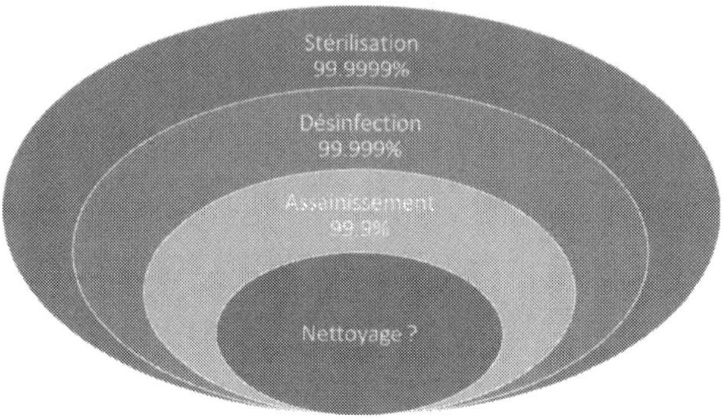

Au Canada, Santé Canada est l'organisme responsable de règlementer la fabrication, l'étiquetage et l'utilisation des produits désinfectants. Pour utiliser l'appellation « désinfectant », un DIN (Numéro d'identification de drogue) est obligatoire.

En l'absence d'une allégation (claim) claire sur l'étiquette originale, un désinfectant assure une désinfection après 10 minutes. Ce temps peut être moindre si le manufacturier a démontré à Santé Canada par des études indépendantes que sont produits est plus efficaces.

Il existe plusieurs ingrédients actifs capables de détruire des bactéries, des virus ou des moisissures. Les plus communs sont l'hypochlorite de sodium, les composés d'ammonium quaternaire et le peroxyde d'hydrogène.

Dilutions

Dans un milieu industriel, institutionnel et commercial, la plupart des produits nettoyants sont concentrés et doivent être dilués pour une efficacité optimale.

Les gains pour la réduction des quantités à transporter, la réduction des quantités de matières résiduelles (plastiques et cartons), le contrôle de la concentration et des coûts sont indéniables.

De plus, un produit utilisé à sa bonne dilution réduit les risques de chutes (résidus de produit), les risques infectieux (désinfection inadéquate), les risques de dommages (corrosion des surfaces), les risques d'intoxication (contact avec le concentré) et les risques de surcharge de travail (rinçage additionnel).

Bibliographie

- Mon rôle de chef d'équipe, Jean Goyette, 2008.
- Préposé à l'entretien ménager, chef d'équipe, description de poste, CISSS de la Montérégie-Est.
- Gestion multisite, réflexions et bonnes pratiques V.01, CSSS Baie-des-Chaleurs et CSSS d'Ahuntsic et Montréal-Nord, juin 2013.
- Approches et outils de gestion des priorités utilisés par les cadres dans un contexte multisite, CISSS de la Capitale-Nationale, juin 2018.
- Guide de gestion intégrée de la qualité en hygiène et salubrité, MSSS, 2013.
- Hygiène et salubrité en milieu de soins – démarche pour le développement de stratégies d'entretien des surfaces, MSSS, 2010.
- Désinfectants et désinfection en hygiène et salubrité : Principes fondamentaux, MSSS, 2009.
- Lignes directrices en hygiène et salubrité – analyse et concertation, MSSS, 2006.
- Guide d'intervention en hygiène et salubrité face au Clostridium difficile – lignes directrices, MSSS, 2019.
- Les zones grises : processus d'attribution des responsabilités, MSSS, 2008.

- Techniques et équipements de travail en hygiène et salubrité, MSSS, 2009.
- Guide de gestion des déchets du réseau de la santé et des services sociaux, MSSS, 2017.
- Gestion efficace des punaises de lit en milieu de santé — fiche technique, MSSS, 2015.
- Mesures de nettoyage et de désinfection pour une chambre de patient suspecté ou confirmé de maladie à virus Ebola (MVE). MSSS, 2014.
- Formation en hygiène et salubrité, MSSS, 2007.
- 4 principes organisationnels fondamentaux en hygiène et salubrité, Bruno Dubreuil, Alain Lamarche, Gaétan Lanthier, AHSS, Lalema inc. 2018.
- Cleanrooms and associated controlled environment, ISO 14644-1, Second edition 2015-12-15.
- Contrôle des stocks et inventaire, Info Entrepreneurs, 2021.
- Prévention des infections en présence de fluides corporels, Gaétan Lanthier, Lalema inc. 2021.
- Guide ultime du nettoyage dans les hôpitaux, Kim Beauregard, Gaétan Lanthier, Lalema inc. 2018.
- Pourquoi le recyclage est-il important, David Vincent, Gaétan Lanthier, Lalema inc. 2018.

- Redéfinir l'hygiène, Gaétan Lanthier, Lalema inc. 2017.
- Le défi des biofilms en milieu industriel et institutionnel, Gaétan Lanthier, Lalema inc. 2017.
- Gestion en hygiène et salubrité, Gaétan Lanthier, Lalema inc. 2011.
- SIMDUT 2015, êtes-vous prêts ? Gaétan Lanthier, Lalema inc. 2017.
- Aperçu des lignes directrices en hygiène et salubrité, Gaétan Lanthier, Lalema inc. 2017.
- Hygiène intelligente, Gaétan Lanthier, Lalema inc. 2017.

Made in United States
Orlando, FL
04 November 2026

90207699R00028